TRAITEMENTS

DE LA

PLEURÉSIE.

✳

Voyez quels sont les sujets auxquels il faut des aliments,
une fois ou deux, en plus ou moins grande quantité, et par
petites portions. Accordez ici quelque chose à l'habitude, à la
saison, au pays, à l'âge.

(HIPPOCRATE, Aph. XVII. Section I.)

TRAITEMENTS

DE LA

PLEURÉSIE,

COMPARÉS ET MIS EN PRATIQUE.

—

Deux Mots

SUR LA

FIÈVRE INTERMITTENTE BILIEUSE,

PAR E. DAMIRON,

Officier de santé reçu à la Faculté de Médecine
de Paris.

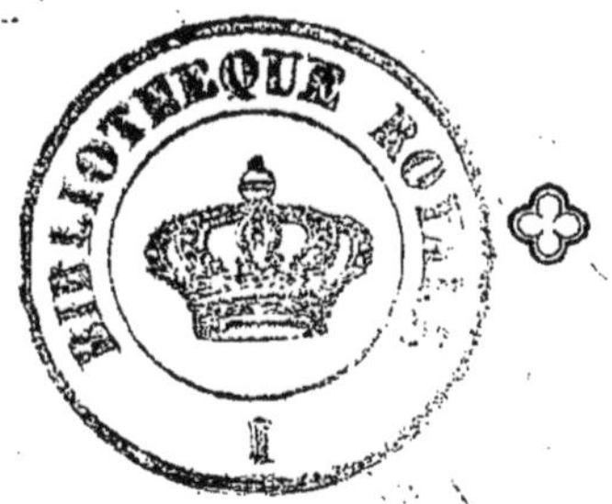

LYON.

IMPRIMERIE TYPOGRAPHIQUE ET LITHOGRAPHIQUE

DE LOUIS PERRIN,

RUE D'AMBOISE, 6, QUARTIER DES CÉLESTINS.

1836.

TRAITEMENTS

DE LA

PLEURÉSIE.

Vingt années de pratique peuvent-elles donner quelque poids à des observations faites bien des fois? Elles seront accueillies, je le pense, assez du moins, pour que l'on veuille bien essayer du traitement proposé pour la pleurésie, toute prévention à part, dût-on même faire l'essai des moyens employés par les empiriques.

Plusieurs fois j'ai reconnu l'efficacité de quelques pratiques qui m'avaient paru absurdes, et dont les plus belles formules ne sauraient approcher; je l'avoue, j'ai passablement le faible de croire qu'un petit nombre de remèdes serait suffisant, non pas qu'à l'exemple de Sidenham, qui n'en veut qu'autant qu'en pourrait contenir le pommeau de sa canne, je désire m'en tenir là : ce serait beaucoup de renoncer à ces amalgames monstrueux dont les composés disparates semblent s'éloigner du but que l'on se propose.

Que pensera-t-on, je le demande, de l'application de fiante de vache sur un érysipèle? moyen qui plus d'une fois fut substitué à celui que j'avais prescrit, ce qui me courrouçait fort; malgré cela, je fus obligé de m'avouer l'efficacité de ce dégoûtant moyen. Ce cataplasme improvisé remplace très avantageusement celui usité, qui ne devrait jamais être employé sur ces phlegmons, brûlant surtout, comme je l'ai vu, déterminant la suppuration ou la gangrène. Ce cataplasme agit comme révulsif d'une manière extraordinairement prompte.

Dans le traitement des dartres farineuses et squammeuses, j'ai apprécié l'emploi de moyens aussi étranges, etc., etc.

Le traitement suivi et proposé pour la pleurésie, trouvera-t-il assez d'indulgence pour que l'on veuille bien le mettre en pratique? je ne ferai à personne l'injure d'en douter; nous devons être sans prévention, notre mission étant de soulager ou de guérir.

On ne trouvera dans ce peu de lignes ni philosophie ni rhétorique, mais l'exposé de la comparaison d'un traitement expérimenté qui me semble donner beaucoup plus de chances de guérison.

Cette maladie, qui chaque année fait un assez grand nombre de victimes, mérite bien que l'on s'en occupe. La médecine a beaucoup à acquérir encore, et depuis Hippocrate elle est restée dans l'ornière; à l'aide de quelques systèmes, on a cru parfois l'en avoir retirée, mais il n'en est rien.

Jusqu'à présent le traitement usité pour la pleurésie n'offre rien de satisfaisant, j'en appelle

à la sincérité de MM. les Médecins, qui, je les en
prie, me permettront à cette occasion d'épancher
ma bile sur l'usage immodéré de la saignée ;
saignée que je regarde avec raison comme bien
funeste lorsqu'elle est pratiquée surtout chez un
pleurétique.

Ce grand moyen thérapeutique est-t-il donc le
palladium de l'art? pense-t-on que ce soit en vain
qu'à chaque instant on puisse soutirer l'énergie
du principe vital, troubler la marche de la nature qui a bien ses couloirs à elle, sans lui en
créer d'artificiels; lorsque le besoin des sécrétions
est en rapport direct avec son activité, son
mouvement de systole et de diastole ; le mu-
cus, la salive, les larmes, la sécrétion des uri-
nes, la transpiration ne sont-elles pas son ouvrage? Dans un accès de frayeur, d'apoplexie,
il y a anomalie; l'énergie n'est plus directe avec
le besoin des sécrétions; l'invasion du mal est trop
instantanée; la saignée peut rétablir l'équilibre;
encore si la saignée est utile, on ne peut pas af-
firmer que ce soit à la déplénitude des vaisseaux
seulement qu'est due ce rappel à la vie dans
une apoplexie nerveuse.

Écoutons Sthal :

*Efficacia ipsius natura est in praxi medica,
ita etiam in chirurgica eminenter concurrit :
artifex enim nihil magis fere potest, quàm
solas vias disponere et impedimenta removere,
reliquam universam restitutionem sola natura
perficit, etc., etc.*

Beaucoup ne douteront pas que malheureu-
sement cette puissante énergie de la nature a
très souvent à combattre le mal et les remèdes ;
consentez à ce que je le dise : Soyons avares de
remèdes, et accordons un peu plus à la nature.

Il est bien des praticiens qui ont une médecine
à eux, une médecine locale, une médecine toute
d'expérience basée sur de solides aphorismes et
confortée par l'expérience ; ceux-là semblent
s'entretenir avec la nature qui les initie dans le
véritable art de guérir, s'en réservant toutefois
le monopole, et abandonnant à ses adeptes le seul
privilége de l'aider dans ses cures :

Multi curantur sine medico.

Penser différemment, ce serait de ce bel art
faire une profession mensongère et trop déce-
vante pour mériter quelque considération. Les
systèmes devraient être des moyens de recher-
che seulement, et non des préceptes.

Les sudorifiques, les appéritifs, les gommeux,
les loks, les vésicatoires, sont bien les moyens
qui peuvent avec assez de succès combattre une
pleurésie, si la malencontreuse saignée ne ve-
nait à la traverser. Que le malade soit soumis à
ce traitement ? il languit, se rétablit mal ou fort
tard, si toutefois il ne succombe à la pneumonie ;

A pleuretidine peripneumonia malum.

HIPPOCRATE.

Ces demi-certitudes sur l'efficacité des moyens
employés, ces résultats si peu prévus, telle

l'empième, malgré les saignées réitérées, empième qui laisse encore regretter de n'avoir pas saigné assez, a du être probablement déterminée par la saignée elle-même bien qu'elle eût pu quelquefois préexister.

La nature a des moyens plus certains : les selles, les transpirations, les sueurs, qui, remarquez-le bien, sont rares, sinon nulles, après une émission de sang. (Voyez Hipp., Aph. II, S. I.)

La pleurésie pourrait bien n'être qu'une, et bien rarement la pneumonie manque de la suivre ; dans ce cas, j'ai remarqué une expectoration de plus en plus abondante de crachats de mauvaise nature, si l'on continue l'usage des gommeux, des pectoraux, etc. A ce période, la saignée est tout-à-fait intempestive, les sérosités sont trop élaborées, trop purulantes, pour être reportées en masse dans les vaisseaux. L'hydrolique explique parfaitement ce mécanisme, et il est inutile de l'étendre davantage, n'adressant mes observations qu'aux personnes à même d'en juger.

J'ai comparé le traitement bien rationnel suivi dans le pansement d'une inflammation, d'un érysipèle, d'une légère brûlure, par exemple, à celui suivi dans le traitement de la plèvre des poumons également enflammés. Le résultat doit être le même : extérieurement, les émollients; intérieurement, les tisanes émollientes, agents qui finissent par déterminer l'atonie, puis la suppuration, si l'on ne se hâte à temps d'employer les cicatrisants pour empêcher la pourriture qui aura lieu. Quelquefois les parties environnantes se tuméfient et abcèdent; c'est l'image le l'empième arrivée par métastase. La métastase et l'engorgement sont déterminés par l'usage trop prolongé des émollients et de la saignée, soit qu'on l'ait pratiquée comme spoliative ou révulsive.

Que faire dans cette occurrence? hâter la cicatrisation.

Dès que les crachats cessent d'être écumeux, mêlés de stries de sang, tendent à devenir purulents, je n'emploierai pas comme à l'extérieur, pour neutraliser une inflammation, la répercuter, tarir s'il le faut la source d'un pus sanieux, si elle mérite de l'être, l'eau alumineuse; mais les boissons antiphlogistiques et astringentes, tel le sirop de groseille étendu dans de l'eau, presque froide, que je finis par donner froide, réellement froide et plus fortement acidulée. Chez de pauvres gens, il m'est arrivé d'aciduler l'eau sucrée avec quelques gouttes de vinaigre.

Le traitement ordinaire doit précéder celui-ci jusqu'au moment indiqué, en s'abstenant toutefois des sangsues et de la saignée. Il est des cas où je ne ménage pas les larges vésicatoires; lorsque j'en suis sobre, les personnes ont quelques affections de la vessie etc. chacune est à même de prévoir ces cas-là : la pommade stibiée peut les remplacer quoique imparfaitement.

Les demandes instantes des malades, leur convoitise pour l'eau froide surtout, indiquent-elles un besoin plutôt qu'un caprice ? c'est un besoin que fait éprouver la nature, besoin que je satisfais bien volontiers après quelques jours, époque que je désigne ; puisque cela entre dans le mode de traitement dont j'ai grandement à me louer depuis quelques années ; puisque les malades se rétablissent assez promptement pour laisser douter si vraiment ils étaient affectés de pleurésie : j'entends bien dire : l'eau froide a été funeste à un tel ; mais comment l'a-t-il prise ? avec excès, parce qu'il avait une soif dévorante. L'eau lui étant interdite, il a voulu pour ainsi dire en faire provision ; dès qu'il le pourra il satisfera de même tous ses besoins, crainte d'une plus longue privation, ce qui n'arriverait pas si l'on était un peu plus docile aux avis de la nature. Laissez le malade soumis à son influence à celle de son tempérament lorsqu'elle parle, on doit l'écouter avec recueillement et veiller seulement aux écarts que peut faire l'imagination maladive du patient : tout réussit, le plus souvent, à étonner.

Deux mots touchant la diète, diète dont le malade ne se plaint que lorsque l'empire du mal cesse. Une diète analeptique doit être proportionnée de suite aux besoins du malade ; j'en ai vu crier famine pendant un mois, puis succomber. Ce n'est pas là se rendre à l'évidence, c'est plutôt vouloir imposer silence à la nature, vouloir l'éteindre, la torturer.

*Non satietas fames, necque aliud quiquam
bonum est quod supra naturo modum fuerit.*
(HIPP., Sect. II, Aph. 4.)

Je suis bien convaincu que la diète devient
un agent mort, si l'on est extrême dans ce cas ;
les besoins sont quelquefois tellement instants
que le malade emploîra la ruse et les menaces :
qu'il survienne quelque imprudent, le malade
peut mourir d'indigestion ou singulièrement ag-
graver sa position, ce qui n'est pas chose rare ;
pourquoi ? parce que l'on refuse à l'évidence.

DEUX MOTS

SUR LA FIÈVRE INTERMITTENTE BILIEUSE.

Cette maladie mérite d'être considérée de près,
par un médecin habitant la Bresse et la Dombes,
attendu que le nombre considérable des fiévreux
à qui l'on administre des remèdes impuissants
fait de quelques localités d'immenses hôpitaux,
certaines années, principalement en automne.

La fièvre intermittente que j'appelle bilieuse
avec raison, puisque les fébricitants évacuent
quelquefois naturellement la bile jaune ou
porracée, et qu'une autre fièvre intermittente ne
présente pas ces symptômes ; cette dernière ne
peut être considérée que comme une fièvre éphé-
mère, puisqu'il suffit d'un régime diététique
pour la dissiper.

Attendu que la bilieuse, traitée par la diète et

la quinine donnée à doses fortes et répétées, ne peut être vaincue, il faut au préalable évacuer par le haut ou par le bas, suivant la disposition que peut avoir la bile à s'évacuer par l'une ou l'autre issue ; quelquefois le malade aussi doit être évacué par le haut et par le bas s'il est trop difficile à émouvoir, que la fibre soit trop tendue :

Concocta purgare et movere oportet, non cruda, neque in principiis, nisi turgeant; plurima vero non turgent.

(HIPP. Aph. XXII. Sect. I.)

A l'aide du régime diététique et trois ou quatre grains de quinine, en huit jours le malade se rétablit parfaitement.

J'ai vu des praticiens se railler de cette méthode, qu'ils considèrent probablement comme une vieillerie hippocratique.

Hé bien oui ! je purge comme du temps de Molière : sont-ce des railleries qui puissent faire changer une conviction de tous les jours ?....

Bien plus habiles sont ceux qui prennent les premiers symptômes de la fièvre intermittente pour ceux d'une gastrite et traitent l'embarras gastrite qui est tout autre chose pour une gastrite ou inflammation de l'estomac. Il est tel ou tel individu que je pourrais citer, qui, ayant été traité à contre-sens, a langui pendant un an sous une enveloppe foncée ou safranée. La fièvre intermittente devient très régulière dans les accès périodiques et le malade finit par succomber à une leucophlegmatie, parcequ'on ne la considère que comme symptômatique et accompagnement inévitable de ce même embarras gastrique que l'on traite opiniâtrément comme gastrite ; encore reconnaît-on la fièvre intermittente essentielle (s'il y en a toutefois) on la traite avec force quinine, en prescrivant une diète sévère , sans vouloir au préalable purger ainsi que la nature et Hippocrate nous y invitent.

Quo ducere oportet quo maxime vergant , eo ducendo per convenientia loca.

(HIPP. Aph. XXI. sect. I.)

Les gastrites, je l'observe, sont d'ailleurs assez rares en Bresse et plus dangereuses que la fièvre intermittente que l'on traite mal, crainte de se ridiculiser en faisant usage de cette manne trop classique.

Grace pour l'humanité, mon cher contempteur, grace pour moi-même, pour l'humanité bien portante ; quoique peut-être il soit trop vrai, ainsi que vous le dites : « Qu'il n'y a rien d'aussi bête qu'un officier de santé. »

Grace, vous répète-je : purgez et nous nous réconcilierons, mais ne purgez pas pour une gastrite, ne faites pas erreur !... Mais ne ménageons plus la manne et le séné quand il s'agira d'embarras gastriques, premiers symptômes, ou plutôt cause déterminante de la fièvre bilieuse intermittente ; ce sera là un sûr moyen d'économiser beaucoup de quinine et la santé des hommes.

Le 5 février 1836, je fus appelé chez Mme D. qui disait-on succomberait à une gastrite après un traitement de dix mois. Connaissant bien la position de la malade, je me fis un cas de conscience de me rendre auprès d'elle, pour la tirer d'un mauvais pas; elle fut étonnée, je captivai sa confiance.

Je la purgeai : quinze jours après elle était d'une santé très florissante.

A cette même époque la femme B., traitée par la saignée, les topiques, les bouillons de veau, pour une gastrite, fut guérie en sept jours, à l'aide de l'émétique, d'un cathortique et trois grains de quinine. Mon contempteur et moi étions bien loin de compte, puisque le soir même elle allait beaucoup mieux, loin de succomber à l'émétique qui devait déterminer un éréthisme des plus violents dans l'estomac et simuler l'empoisonnement; depuis huit jours déjà elle souffrait, non des remèdes administrés pour la guérison de la prétendue gastrite, mais de la présence de la bile que j'évacuai promptement : deux jours après elle donnait ses soins à ses enfants; cinq jours après elle fit son ouvrage du dehors.

On doit, je crois, détruire la cause avant l'effet; alors on surmonte facilement tous ces obstacles, lorsqu'on ne se trompe point sur la nature de la maladie.

J'ai vu cependant donner l'huile de ricin lorsque le ventre était jugé paresseux ; ce remède est un des plus révoltants et qui ne se donne pas toujours sans danger; qui conviendrait bien moins encore dans une affection bilieuse. Si celle-ci fatigue beaucoup, donne des anxiétés, c'est qu'elle contient beaucoup de carbonne : évacuez, je vous prie, avec l'huile de ricin, qui, à son tour, en contient beaucoup, qu'arrive-t-il? que le malade est bien fatigué pour n'être pas ou bien peu soulagé.